BEI GRIN MACHT SICH IHR WISSEN BEZAHLT

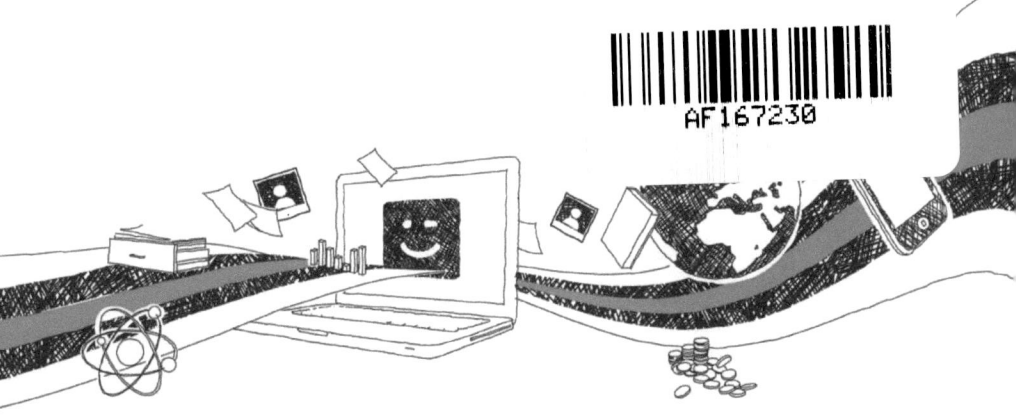

AF167230

- Wir veröffentlichen Ihre Hausarbeit, Bachelor- und Masterarbeit

- Ihr eigenes eBook und Buch - weltweit in allen wichtigen Shops

- Verdienen Sie an jedem Verkauf

Jetzt bei www.GRIN.com hochladen und kostenlos publizieren

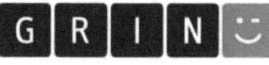

Rechtliche Rahmenbedingungen des Krankenhausmanagements. Zukunft des Krankenhauses

Markus Kasper

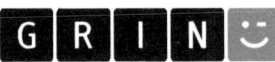

Bibliografische Information der Deutschen Nationalbibliothek:

Die Deutsche Nationalbibliothek verzeichnet diese Publikation in der Deutschen Nationalbibliografie; detaillierte bibliografische Daten sind im Internet über http://dnb.d-nb.de abrufbar.

ISBN: 9783346422439
Dieses Buch ist auch als E-Book erhältlich.

© GRIN Publishing GmbH
Nymphenburger Straße 86
80636 München

Druck und Bindung: Books on Demand GmbH, Norderstedt Germany
Gedruckt auf säurefreiem Papier aus verantwortungsvollen Quellen

Das vorliegende Werk wurde sorgfältig erarbeitet. Dennoch übernehmen Autoren und Verlag für die Richtigkeit von Angaben, Hinweisen, Links und Ratschlägen sowie eventuelle Druckfehler keine Haftung.

Das Buch bei GRIN: https://www.grin.com/document/1023851

Hochschule Fresenius

Fachbereich onlineplus

Studiengang: Management im Gesundheitswesen

Portfolio

Rechtliche Rahmenbedingungen des Krankenhaus-managements

Markus Kasper

Rechtliche Rahmenbedingungen des Krankenhausmanagements

2021

Inhaltsverzeichnis

Abbildungsverzeichnis III

Abkürzungsverzeichnis III

1   Einleitung 1

2   Pflegereform 1

   2.1   Pflegestärkungsgesetze I, II und III 1

   2.2   Auswirkungen der Pflegereform 2

      2.2.1   Situation der Pflegebedürftigen 2

      2.2.2   Situation der beruflich Pflegenden 3

      2.2.3   Situation der Angehörigen 3

   2.3   Zwischenfazit 4

3   Zukunft des Krankenhauses 4

   3.1   Ursachen für mangelnde ökonomische Leistungsfähigkeit 4

   3.2   Strategien für die Zukunft im Krankenhausmarkt 5

   3.3   Zwischenfazit 8

4   Zweiklassenmedizin 8

   4.1   Beispiele in der Versorgung von Patienten 8

      4.1.1   Beispiel GKV-Versicherte 9

      4.1.2   Beispiel PKV-Versicherte 10

   4.2   Ideen zur Beendigung der Zweiklassenmedizin 11

   4.3   Zwischenfazit 12

5   Herausforderungen in der Gesundheitspolitik 12

   5.1   Aktuell dringende Herausforderungen des Gesetzgebers 12

   5.2   Bewertung der geplanten Umsetzung der Herausforderungen 12

   5.3   Zwischenfazit 14

6   Fazit 15

7   Literaturverzeichnis 16

Abbildungsverzeichnis

Abbildung 01: Wachstumskreislauf   7

Abbildung 02: Krankenversicherung in Deutschland (Stand 2020)   9

Abkürzungsverzeichnis

DRG	Diagnosis Related Groups
GPVG	Gesundheitsversorgungs- und Pflegeverbesserungsgesetz
KHZG	Krankenhauszukunftsgesetz
MVZ	Medizinisches Versorgungszentrum
NBA	Neue Begutachtungsassessments
PSG	Pflegestärkungsgesetz
SGB	Sozialgesetzbuch
TSVG	Terminservice- und Versorgungsgesetz

1 Einleitung

Im ersten Teil dieses Portfolio wird zunächst die Pflegereform mit Ihren Auswirkungen vorgestellt. Der zweite Teil beschäftigt sich mit der Krankenhaus-Landschaft in Deutschland und etwaigen Strategien für die Zukunft. Im dritten Teil wird die Problematik der Zweiklassenmedizin näher beleuchtet und abschließend aktuelle Herausforderungen in der Gesundheitspolitik beschrieben und deren Umsetzung bewertet.

2 Pflegereform

Seit Einführung der Pflegeversicherung zur Absicherung des Pflegerisikos als jüngsten Zweig der Sozialversicherung zum 01.01.1995 gab es bisher einige Reformen. Eine Anpassung erfolgte zuletzt zwischen 2015-2017 mit den Pflegestärkungsgesetzen I, II und III. Was grundlegend modernisiert und welche Leistungen angepasst wurden sowie welche Auswirkungen diese auf die Situation der Pflegebedürftigen, den beruflich Pflegenden und die Angehörigen hat, wird in den nächsten Abschnitten vorgestellt. (Preusker, 2020).

2.1 Pflegestärkungsgesetze I, II und III

Anlass, Motivation und Zielsetzung der neuen Reform waren eine neue Einstufung in Pflegegrade, ein neues Begutachtungsassessment und die Einführung eines neuen Pflegebedürftigkeitsbegriffes. Mit dem PSG I wurde zum 01.01.2015 die Überleitung der bisherigen Pflegestufen in Pflegegrade vollzogen. Dabei ist der Pflegegrad 1 mit seinen Inhalten vollkommen neu geschaffen worden. Zudem wurde ein Pflegevorsorgefonds eingerichtet, welcher bis zum Jahr 2035 die Beitragssatzsteigerungen mit dem angesparten Kapital abfedern soll (Osterloh, 2018, S. 799).

Im zweiten Pflegestärkungsgesetz (PSG II) wurde die Neufassung des Pflegebedürftigkeitsbegriffs zum 1.1.2017 beschlossen. Kernstück der Reform ist das „Neue Begutachtungsassessment" (NBA), welches eine Einstufung in neue Pflegegrade erlaubt. Die Ausgestaltung dieser Reform ist großzügiger in Bezug auf die Bewertungssystematik, die Leistungshöhen und den Übergangsregelungen hinsichtlich der Überführung der bisherigen Pflegestufen in die nun neuen fünf Pflegegrade (Nüchtern et al., 2017, S. 39). Durch das NBA wird der Grad der Pflegebedürftigkeit nach dem Grad der Selbständigkeit und nicht mehr nach dem Bedarf an Unterstützung durch körperliche Einschränkungen bemessen. Bei der vorherigen Einstufung wurden z.B. Demenzkranke mit ihren kognitiven Einschränkungen nicht ausreichend berücksichtigt, da sie bis ins hohe Alter noch Verrichtungen des täglichen Lebens selbständig durchführen konnten, aber durch Vergesslichkeit oder Weglauftendenzen sich und andere gefährden konnten. Durch das neue NBA wird die eingeschränkte Alltagskompetenz nun ausreichend gewürdigt (Bäcker et al., 2020, S. 766).

Es werden in sechs Kategorien die Defizite begutachtet. Diese werden prozentual durch Umrechnung in entsprechende Punkte und nicht wie bei den Pflegestufen in Minuten berücksichtigt. Für die Mobilitätseinschränkungen werden 10 %, bei den kognitiven und kommunikativen Fähigkeiten oder Verhaltensweisen und psychischen Problemlagen jeweils 7,5 %, die Selbstversorgung mit 40 %, die Bewältigung von krankheits- oder therapiebedingten Anforderungen mit 20 % und die Gestaltung des Alltagslebens und das Pflegen sozialer Kontakte mit 15 % berücksichtigt (Bäcker et al., 2020, S. 790; Killersreiter, 2019, S. 5-6)

2.2 Auswirkungen der Pflegereform

Im Folgenden werden die Auswirkungen der Pflegereform auf die Situation der Pflegebedürftigen, den beruflich Pflegenden und der Angehörigen näher beschrieben.

2.2.1 Situation der Pflegebedürftigen

Für die Pflegebedürftigen führt die Einstufung in Pflegegrade zu einer Verbesserung der Leistungen hinsichtlich der Eingangskriterien und dem zu zahlenden Pflegegeld. Dem neuen Pflegegrad 1 kommt dabei eine Sonderrolle zu. Bei bereits kleineren Beeinträchtigungen in der Selbständigkeit soll durch einen geringen Hilfebedarf der längst mögliche Verbleib in der Wohnung bzw. dem häuslichen Umfeld gesichert werden. Es wird zwar kein monatliches Pflegegeld wie in den Pflegegraden 2-5 gezahlt, jedoch sind anderweitige Leistungen abrechenbar. Hierzu zählen z.B. die Abrechnung von Pflegehilfsmitteln bis zu 40 EUR oder eines Entlastungsbetrages von bis zu 125,00 EUR je Monat für hauswirtschaftliche Leistungen. Darüber hinaus werden Kosten für eine Wohnumfeldverbesserung je Maßnahme bis zu 4.000,00 EUR erstattet. Sollte dennoch kein Verbleib in der Wohnung möglich sein, wird bei vollstationärer Pflege allerdings nur ein Zuschuss von 125,00 EUR im Monat gezahlt. Hier verbleibt ein erheblicher Eigenanteil bei den Pflegebedürftigen (Henneberger, 2017, S. 24-26).

Eine Verbesserung liegt für die Versicherten auch in der Inanspruchnahme von Leistungen durch die ambulanten Pflegedienste vor, welche von den höheren Leistungsbeträgen für die Sachleistungen profitieren. Ein weiterer Vorteil besteht zudem bei stationärem Aufenthalt für die Pflegegrade 2-5 in der Limitierung des nun geltenden einrichtungseinheitlichen Eigenanteils. Profitierten die Pflegeheime vor der Pflegereform von einem Eigenanteil je höher die Pflegestufe war, ist diese nun gedeckt. Dies hat allerdings zur Folge, dass die Pflegeheime bei hohen Pflegegraden durch die Zuschüsse der Pflegekassen noch kostendeckend arbeiten, allerdings bei niedrigeren Pflegegraden Defizite erzielen, welche durch eine noch effektivere Personalsteuerung anhand der Belegung ausgeglichen werden muss. Für die Pflegebedürftigen hingegen ist allerdings auch ein vermehrter Anstieg der Eigenanteile für die Kosten der Unterkunft und Verpflegung sowie der Investitionskosten zu verzeichnen, so dass in diesem Bereich die Belastung der Versicherten weiter ansteigt (Osterloh, 2020, S. 1968; Straub, 2018, S. 5). Insgesamt profitieren die Pflegebedürftigen, welche keine ambulanten Pflegedienste in Anspruch nehmen und weiterhin im häuslichen Umfeld verbleiben, durch die PSG oftmals in Form einer „Zweiten Rente".

2.2.2 Situation der beruflich Pflegenden

Durch das PSG I wurde die Betreuungsrelation von 1:24 auf 1:20 in Pflegeheimen verbessert und durch die Ausweitung von Betreuungskräften konnte die Teilhabe am Leben in der Gemeinschaft in den Pflegeeinrichtungen für die Bewohner verbessert werden (Maybaum, 2018, S. 463). Durch die Verbesserung der Personalschlüssel wurde der Fachkräftemangel im Bereich der Pflege allerdings weiter verschärft. Sowohl die Pflegeheime als auch ambulante Pflegedienste sind vom Pflegenotstand in diesem Bereich betroffen. Die ambulanten Dienste konnten zumindest von vermehrten Zuschüssen durch die Überleitung von Pflegestufen in Pflegegrade profitieren. Die Mitarbeitenden selbst wurden allerdings nicht entlastet, sondern eher vergrößerte sich die potentielle Belastung (Schaer, 2019, S. 377; Gerlinger, 2018, S. 19).

2.2.3 Situation der Angehörigen

Mit Einführung des PSG I wurde die Betreuung durch pflegende Angehörige durch Unterstützung im Rahmen der Tages- und Nachtpflege verbessert, in dem verschiedene Leistungen besser kombiniert werden konnten. Zudem wurde die Möglichkeit der Kurzzeit- und Verhinderungspflege eingeführt und durch einen Entlastungsbeitrag für die Unterstützung zu Hause konnten weitere Leistungen in Anspruch genommen werden (Meißner, 2014, S. 62). Darüber hinaus wurde mit dem PSG III die Pflegeberatung für Angehörige in den Kommunen verbessert (Maibach-Nagel, 2017, S. 1518). Dennoch besteht noch Beratungsbedarf für pflegende Angehörige, z.B. beim Einsatz von technischen Hilfsmitteln bei Menschen mit Demenz, um einen Verbleib im häuslichen Umfeld zu ermöglichen und Selbständigkeit zu erhalten oder zu fördern (Spanier et al., 2021, S. 34).

Durch die Übernahme des Pflegebedürftigkeitsbegriffes und den Leistungen nach den Pflegegraden in das SGB XII sollten zudem Kinder und Eltern entlastet werden, welche gegenüber den Leistungsbeziehern unterhaltsverpflichtet sind. Durch die höheren Leistungen verringerten sich die jeweiligen Unterhaltszahlungen (Henneberger, 2017, S. 26).

2.3 Zwischenfazit

Die Vorstellung der PSG I – III mit ihren Auswirkungen hat aufgezeigt, dass zum einen die Pflegebedürftigen und ihre Angehörigen in Form höherer Geldleistungen und Einführung des Entlastungsbetrages profitiert haben. Hinzu kommen die verbesserten Leistungen für die Demenzerkrankten durch das neue NBA. Dennoch wurden auch Nachteile in Bezug auf die Eigenbeteiligungen bei Unterbringung in den Pflegeheimen für die Versicherten dargelegt. Die größten Verlierer sind jedoch die beruflich Pflegenden. Der Fachkräftemangel hat sich weiter vergrößert. „Der große Wurf mit großer Wirkung" ist in diesem Fall nicht erreicht worden. Insgesamt verursacht die Umsetzung der PSG deutlich höhere Ausgaben für die soziale Pflegeversicherung (Schaer, 2019, S. 377; Gerlinger, 2018, S. 19).

3 Zukunft des Krankenhauses

Es werden zunächst mögliche Ursachen vorgestellt, welche zu einem wirtschaftlich angeschlagenen Krankenhaus führen. Im Anschluss werden etwaige Strategien für die Zukunft aufgezeigt.

3.1 Ursachen für mangelnde ökonomische Leistungsfähigkeit

Mögliche Ursachen für ein wirtschaftlich angeschlagenes Krankenhaus können durch die zahlreichen Gesundheitsreformen der vergangenen Jahre entstanden sein, wie z.B. die Einführung des diagnosebezogenen Fallpauschalensystems (DRG). Im Jahre 2003 wurden die tagesgleichen Pflegesätze, welche häufig zu einer unverhältnismäßig langen Verweildauer führten, durch die Fallpauschalen abgelöst. Mit Einführung des Krankenhausstrukturgesetzes in 2016 sollte durch Förderung der Qualitätsorientierung mehr Transparenz geschaffen werden. Die Länder berücksichtigen ab sofort die Qualität als Planungskriterium. Es gilt daher die Qualitätskriterien, welche von den Ländern in die Krankenhauspläne aufgenommen werden, für sein eigenes Haus zu überprüfen, da zukünftig DRG`s durch Qualitäts-zu- und -abschläge ergänzt werden. In diesem Zusammenhang geben Aussagen der Patienten Aufschluss darüber, wie die Zufriedenheit bewertet wird. Die Anspruchshaltung hinsichtlich moderner Technik, hochqualifiziertem Personal und Ablauf der internen Prozesse hat sich über die Jahre hinweg zunehmend kritischer weiterentwickelt. Hier könnte eine weitere Ursache liegen (Schmola & Rapp, 2020, S.14-16). Der Stellenwert des Qualitäts- und Hygienemanagements sollte daher ermittelt werden. Zudem sollten Kennzahlen zu eingehenden Schadensersatzforderungen wegen mangelnder Aufklärung oder durch Behandlungsfehler aufgedeckt werden, um daraus Organisationsmängel zu erkennen. In diesem Zusammenhang kann eine Ursache auch in den Arbeitsverträgen der Chefärzte liegen, welche wegen fehlender Anreize keinen Sinn in der Ausweitung von Mengensteigerungen sehen. Diese Demotivation führt zwangsläufig zu Qualitätsmängeln, welche wiederum die Patientenzufriedenheit negativ beeinflussen. Ein weiterer Aspekt ist die zunehmende Ambulantisierung von Leistungen, welche dazu führen, dass stationäre Leistungen weniger nachgefragt werden und durch ambulante Leistungen ersetzt werden (Schmola & Rapp, 2020, S.15).

Zu diesen Problemen kommen die Auswirkungen der Covid-19 Pandemie. Wurden in der ersten Welle noch Freihaltepauschalen gewährt, die Pflegepersonaluntergrenzen ausgesetzt und die Prüfquote des Medizinischen Dienstes auf fünf Prozent reduziert, besteht für 2021 infolge des auslaufenden Rettungsschirmes keine Planungssicherheit für die Krankenhäuser (Osterloh, 2021, S. 231). Welche Strategien sich aus den möglichen Ursachen ergeben, wird im nächsten Abschnitt vorgestellt.

3.2 Strategien für die Zukunft im Krankenhausmarkt

Um die zuvor genannten Ursachen abzustellen und sich für die Zukunft im Krankenhausmarkt neu zu positionieren bedarf es einer neuen Strategie. Zunächst besteht eine Möglichkeit darin, die durchschnittliche Verweildauer zu reduzieren. Zwar gibt es tagesbezogene Abschläge für ein Krankenhaus, wenn die Patienten früher als vorgesehen entlassen werden, allerdings sind diese nicht so hoch, wie die Zuschläge, die für eine längere Verweildauer als vorgesehen gewährt werden. Es ist daher ökonomischer sich an der unteren Grenzverweildauer zu orientieren (Hodek, 2021, S. 120).

Weitere Erlöskomponenten können durch Zusatzentgelte für besonders aufwendige Maßnahmen erzielt werden, die es zu überprüfen gilt. Wichtig in diesem Zusammenhang ist auch die korrekte Kodierung, welche den Überprüfungen des MDK standhält. Diese setzt allerdings eine konstruktive interdisziplinäre Kommunikation zwischen dem Medizincontrolling und dem ärztlichen Personal voraus, um eine optimale Erlössicherung für ein erfolgreiches Wirtschaften zu gewährleisten (Debatin et al., 2017, S. 301).

Weiterhin sollte der stationäre Aufenthalt für die Patienten attraktiver gestaltet werden. Durch den Ausbau von nichtärztlichen Wahlleistungen, welche privat abgerechnet werden können, sollten entsprechende Investitionen in die Unterkünfte vorgenommen werden, um Privatkrankenversicherte und gesetzlich Krankenversicherte mit Zusatzversicherung anzuziehen. Die qualitative Umsetzung in die Größe und Ausstattung der Zimmer, die Sanitärzone, das Speisenangebot und der Service für die Patientenwünsche sind dabei ein entscheidender Faktor für Mehreinnahmen (Prölß et al., 2019, S. 593-598).

Neben dem Kerngeschäft des Krankenhauses im Rahmen der stationären Versorgung ist es zudem sinnvoll als zusätzliche Einnahme Selektivverträge zur integrierten Versorgung mit den Krankenkassen abzuschließen. Dadurch werden Patienten vertraglich zugewiesen, was zu einer sicheren Bettenauslastung führt. Neben dieser Maßnahme gilt es auf die zunehmende Nachfrage von ambulanten Leistungen im Krankenhaussektor zu reagieren. Dies kann zum einen durch die Gründung eines Medizinischen Versorgungszentrums (MVZ) nach § 95 Abs. 1 SGB V oder durch Erwirken einer Ermächtigung zur ambulanten Versorgung erfolgen. Hintergrund ist der, dass über das MVZ z.B. ein Teil der Diagnostik in den ambulanten Bereich überführt und abgerechnet werden kann, welcher sonst über die Fallpauschale abgegolten wäre (Debatin et al., 2017, S. 132-133; Schlüchtermann, 2016, S. 9). In diesem Zusammenhang sollte auch vermehrt das ambulante Operieren nach § 115b SGB V sowie des AOP-Vertrages angeboten werden, um eine patientengerechte und ökonomische Versorgung zu sichern (Schmola & Rapp, 2020, S. 80).

Eine weitere Möglichkeit ist die Spezialisierung auf bestimmte Operationen bzw. Indikationsgebiete, so dass sich Mengensteigerungen ergeben und durch die Fallzahlerhöhungen Wachstum generiert wird. Durch eine Spezialisierung werden zudem eine höhere Prozesseffizienz und eine bessere Kapazitätsauslastung erreicht, was auch zu Lerneffekten und einer Verbesserung der Fähigkeiten in den spezialisierten Teams führt. Dies wiederum bringt im ökonomischen Sinn bessere Konditionen im Einkauf, führt im Wachstumskreislauf zu besseren risikoadjustierten Behandlungsergebnissen, schnelleren Innovationen und steigert letztlich die Reputation des Krankenhauses. Wie sich der Wachstumskreislauf im Einzelnen darstellt kann der folgenden Abbildung 01 entnommen werden:

Abbildung 01: Wachstumskreislauf

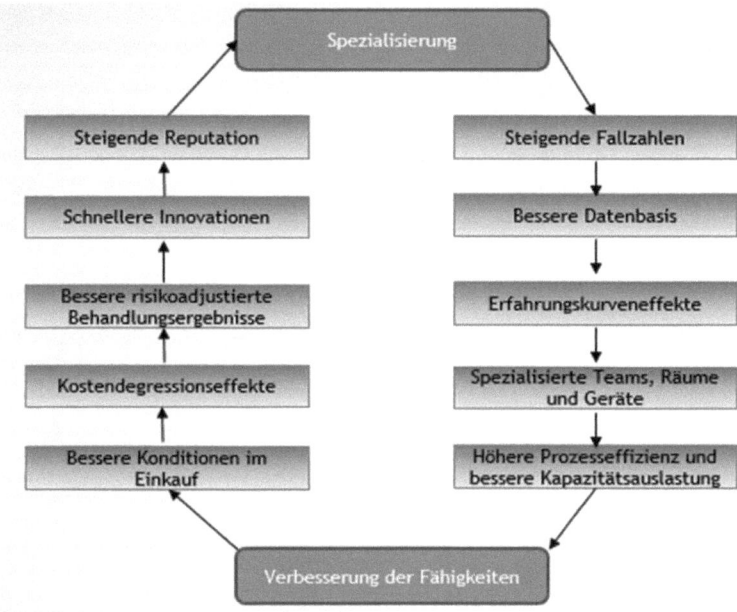

Diese Spezialisierung sollte allerdings nicht durch eine einzelne Fachdisziplin abgebildet werden, sondern durch multidisziplinäre Teams als Zentrumsbildung. Beispiele hierfür wären z.B. in der Onkologie, Kardiologie, Transplantationsmedizin oder als Brust- oder Rücken-Zentrum zu sehen (Schlüchtermann, 2016, S. 21-23; Hodek, 2021, S. 126). Durch diese Art der Zentrumsbildung wird auch der Weg geebnet für einen Markenbildungsprozess, um die eigene Leistungsfähigkeit des Krankenhauses nach außen darzustellen. Voraussetzung hierfür wäre allerdings, dass durch gezielte Führung, einer positiven Unternehmenskultur auch wirksame Mitarbeiterbindungsprogramme entwickelt werden. Dazu zählt es auch die Chefarztverträge mit Anreizsystemen auszustatten (Debatin et al., 2017, S. 144-145). Abschließend sollte das Beschwerdemanagement des Krankenhauses überprüft werden, um den Dienstleistungsprozess zu verbessern. Ziel sollte es dabei sein, Beschwerden als Anregung zur Verbesserung der Qualität zu verstehen (Conzen et al., 2016, S. 223).

3.3 Zwischenfazit

Ein entscheidender Faktor zur Leistungsverbesserung für ein wirtschaftlich angeschlagenes Krankenhaus liegt in der Ursachenforschung und dem Entwickeln einer neuen Strategie in der zukünftigen Krankenhauslandschaft. Neben der qualitativen Verbesserung sollte ein Schwerpunkt auf die sektorale Verknüpfung der ambulanten und stationären Behandlung in Form eines MVZ, dem ambulanten Operieren und der Schwerpunktbildung durch Zentrumsbildung erfolgen. Dieser Veränderungsprozess der sektorübergreifenden, qualitätsorientierten Bedarfsplanung im Krankenhaus der Zukunft sollte durch ein Change-Management entsprechend begleitet werden (Janssen & Augurzky, 2018, S. 146; Schulte & Verkuil, 2019, S. 160-161). Solange die Covid-19 Pandemie jedoch die Krankenhauslandschaft beherrscht, sind weitere Unterstützungen von Seiten des Staates in Form eines weiteren Rettungsschirmes unausweichlich.

4 Zweiklassenmedizin

Es werden zunächst die Unterschiede in der Versorgung von Patienten der GKV und PKV aufgezeigt. Im Anschluss erfolgt die Vorstellung von Ideen zur Beendigung der Zweiklassenmedizin.

4.1 Beispiele in der Versorgung von Patienten

In Deutschland ist das Gesundheitssystem mit seinem zweigeteilten Versicherungsmarkt weltweit einzigartig. Ca. 90% der Bevölkerung sind in der GKV und 10% in der PKV versichert, wobei ca. die Hälfte Beamte mit ihren Angehörigen sind, die zusätzlich noch Beihilfen zu den Behandlungskosten erhalten (Cremer, 2018, S. 106-109; Böcken et al., 2013, S. 28). Wie sich das Verhältnis zwischen der GKV und der PKV darstellt kann der folgenden Abbildung 02 entnommen werden:

Abbildung 02: Krankenversicherung in Deutschland (Stand 2020)

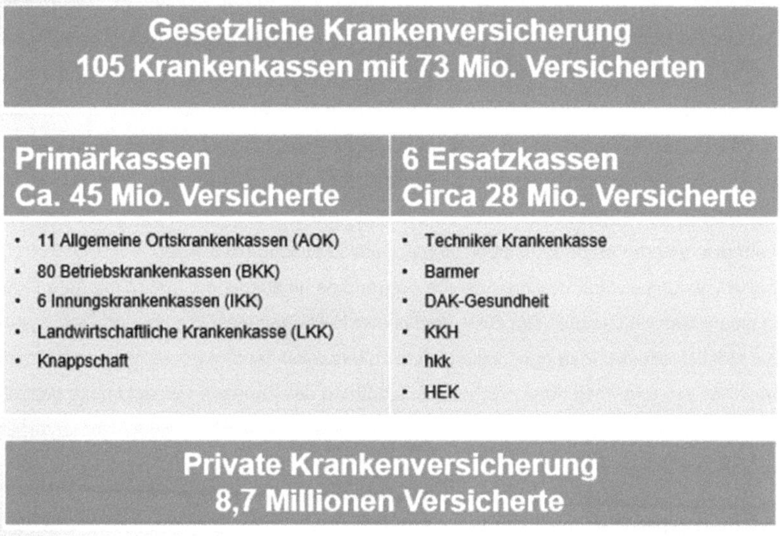

Gesetzliche Krankenversicherung 105 Krankenkassen mit 73 Mio. Versicherten	
Primärkassen **Ca. 45 Mio. Versicherte**	**6 Ersatzkassen** **Circa 28 Mio. Versicherte**
• 11 Allgemeine Ortskrankenkassen (AOK) • 80 Betriebskrankenkassen (BKK) • 6 Innungskrankenkassen (IKK) • Landwirtschaftliche Krankenkasse (LKK) • Knappschaft	• Techniker Krankenkasse • Barmer • DAK-Gesundheit • KKH • hkk • HEK
Private Krankenversicherung 8,7 Millionen Versicherte	

Quelle: Eigene Darstellung in Anlehnung an Hodek, 2021, S. 57

Welche Versorgungsunterschiede im Einzelnen zwischen den Systemen beklagt werden soll anhand eines Beispiels verdeutlicht werden.

4.1.1 Beispiel GKV-Versicherte

Ein Freizeitfußballer beklagt nach einem Fußballspiel an einem Sonntag Beschwerden im rechten Kniegelenk. Wegen starker Schmerzen sucht er noch am gleichen Tag die Notfallambulanz eines örtlichen Krankenhauses auf. Als GKV-Versicherter wird er vom diensthabenden ärztlichen Personal untersucht. Es wird zunächst ein Röntgenbild veranlasst zum Ausschluss einer Fraktur. Im Anschluss wird zwar eine Fraktur ausgeschlossen, aber wegen erheblicher Bewegungseinschränkung im Kniegelenk die Diagnose Verdacht auf eine Kreuzbandruptur gestellt. Der Versicherte wird nach der notfallmäßigen Behandlung in die hausärztliche Behandlung entlassen und zur weiteren Diagnostik wird eine Magnetresonanztomographie (MRT) empfohlen. Für diese Untersuchung ist eine Überweisung an einen speziellen Radiologen notwendig. Am nächsten Montag stellt sich der Versicherte nach telefonischer Voranmeldung bei seinem Hausarzt vor und wünscht eine Zweitmeinung bei einem Unfallchirurgen/Orthopäden zur weiteren Versorgung. Nach nur einem kurzen Gespräch mit dem Hausarzt erhält er neben der Überweisung an einen Radiologen für ein MRT eine Überweisung zu einem Orthopäden und die entsprechenden Tel.-Nr. für eine Terminvereinbarung. Nach mehreren erfolglo-sen Telefonaten konnte endlich ein Termin für ein MRT in drei Wochen und ein Termin bei einem Orthopäden in vier Wochen erreicht werden. Nach Auswertung der MRT-Bil-der wird eine stationäre Einweisung zur operativen Versorgung in ein zugelassenes Krankenhaus notwendig. Gemäß § 39 Abs. 2 SGB V ist der Versicherte zwar frei in der Wahl eines zugelassenen Krankenhauses, es gilt allerdings zu beachten, dass der Zu-gang zu einer Privatklinik verwehrt bleibt. Sind zudem keine Zusatzversicherungen über Wahlleistungen abgeschlossen worden, bleiben die Chefarzt-Behandlung und die Auf-nahme in einem Ein- oder Zweibettzimmer verwehrt (Schmola & Rapp, 2020, S. 21). Da beide Leistungen über das medizinisch notwendige hinausgehen, erfolgt die Aufnahme in einem Mehrbettzimmer. Der GKV-Versicherte hat neben einer Zusatzversicherung nur die Möglichkeit die Leistungen selbst privat zu bezahlen. Ist dies bei einem kurzfristigen, absehbaren Aufenthalt hinsichtlich der Ausstattung des Zimmers vielleicht noch bezahl-bar, werden die Kosten einer Chefarztbehandlung sicherlich das Budget übersteigen (Schmola & Rapp, 2020, S. 60-65).

4.1.2 Beispiel PKV-Versicherte

Den gleichen Sachverhalt bei einem Mitspieler aus der gleichen Mannschaft des GKV-Versicherten auf einen PKV-Versicherten projiziert ergibt folgenden Ablauf: Ist der Ablauf in der notärztlichen Versorgung noch annähernd gleich, ergibt sich in der dann folgenden Behandlung jedoch eine grundlegende Änderung. Der Versicherte hat am Montag sofort die Möglichkeit einen Spezialisten zu kontaktieren, welcher über ein entsprechendes Netzwerk zu Radiologen und Operateuren verfügt. Ohne Überweisung erhält er kurzfris-tig einen Termin und bereits am gleichen oder folgenden Tag einen weiteren Termin zur Diagnostik mit einer MRT-Untersuchung. Nach Auswertung der Bilder wird der PKV-Ver-sicherte ausgiebig zur operativen Methode informiert und hat zudem die Möglichkeit sich in ganz Deutschland bei hochspezialisierten Ärzten eine Zweitmeinung einzuholen. Die Operation muss nicht in einer kassenärztlich zugelassenen Klinik erfolgen, sondern kann auch in einer Privatklinik durchgeführt werden. Da, abgesehen vom Basis-Tarif, die meis-ten PKV-Versicherten Wahlleistungen mitversichert haben, erfolgt in der Klinik die Auf-nahme in einem Ein- oder Zweibett-Zimmer sowie die Vereinbarung einer Chefarztbe-handlung. Neben dem totalen Krankenhausaufnahmevertrag, wird eine Wahlleistungs-vereinbarung und ein Arztzusatzvertrag abgeschlossen, nach welchem der Chefarzt seine Leistungen separat abrechnen kann (Schmola & Rapp, 2020, S. 21-22).

Dieses Beispiel verdeutlicht die Unterschiede der Zweiklassenmedizin. GKV-Versicherte müssen länger auf eine fachärztliche Behandlung warten, benötigen entsprechende

Überweisungen und haben kürzere Gespräche mit den Fachärzten. Darüber hinaus fühlen sich die GKV-Versicherten schlechter von ihren Ärzten über Behandlungsoptionen informiert und weniger beteiligt am Entscheidungsprozess über die notwendigen Behandlungsoptionen (Böcken et al., 2013, S. 29-30). Zwar wurde mit Einführung des Terminservice- und Versorgungsgesetzes (TSVG) von Seiten des Gesetzgebers hinsichtlich der Wartezeiten ein Instrument geschaffen, aber dabei ist auch zu bedenken, dass zwar kürzere Facharzttermine vermittelt werden können, diese sich allerdings nicht unbedingt in unmittelbarer Wohnortnähe befinden (BMG, 2019; Cremer, 2018, S. 108-110).

4.2 Ideen zur Beendigung der Zweiklassenmedizin

Eine Möglichkeit zur Beendigung der Zweiklassenmedizin wäre, den Anteil der PKV-Versicherten weiter zu reduzieren. Dies könnte durch Anhebung der Beitragsbemessungsgrenze geschehen. Die PKV-Versicherten, welche nur minimal über der aktuellen Grenze lägen, würden dadurch versicherungspflichtig in der GKV. Weiterhin wäre es möglich das Angebot des Eintritts der beihilfeberechtigten Beamten in die GKV zu verbessern. Bislang erhält dieser Personenkreis grundsätzlich keinen Arbeitgeberzuschuss zur Krankenversicherung. Mittlerweile haben aber die Bundesländer Hamburg, Berlin und Bremen sich dahingehend geöffnet, dass sie einen Zuschuss zur GKV gewähren. Dadurch entfällt die finanzielle Belastung durch die Beihilfekosten für die Bundesländer. Diese Möglichkeit wird in weiteren Bundesländern wie Brandenburg, Sachsen und Thüringen geplant (Cremer, 2018, S. 108).

Eine weitere Möglichkeit ist die Einführung einer einzigen Bürgerversicherung und das Abschaffen der PKV. Dadurch würde die Zweiteilung beendet und die Beiträge würden in nur ein Krankenversicherungssystem fließen. Für die Beitragsberechnung würden sämtliche Einkommen, sowohl aus Arbeitsentgelt oder selbständiger Tätigkeit als auch Kapitalerträgen und Vermietung und Verpachtung herangezogen. Durch ein gleiches Leistungsniveau fiele die Zweiklassen-Medizin mit Besserbehandlung weg. Durch mehr Beitragszahler könnten zudem die Lohnnebenkosten gesenkt werden und auch PKV-Versicherte würden durch den Zugang zur Familienversicherung profitieren. Ein Blick über die Ländergrenzen hinaus zeigt jedoch, dass in Frankreich, Spanien oder Niederlande durch eine Einheitsversicherung die Versorgungsqualität leidet. Die Möglichkeit von Zusatzversicherungen bleibt weiterhin bestehen und die Zweiklassen-Medizin ebenfalls. Zudem würden durch die PKV initiierte Innovationen, welche im Verlauf auch in der GKV zum Einsatz kommen würden, auf der Strecke bleiben. Auch eine Mehrbelastung durch Anheben oder Wegfall der Beitragsbemessungsgrenze würde sowohl die Arbeitgeber als auch das Personal zusätzlich belasten (Hodek, 2021, S. 73-75, 102).

4.3 Zwischenfazit

Die Beispiele in der Versorgung von GKV- und PKV-Versicherten hat aufgezeigt, welche Baustellen in der Gesundheitspolitik bestehen, um die Schere einer Zweiklassen-Medizin nicht weiter auseinander gehen zu lassen. Die PKV ganz abzuschaffen wird nicht zielführend sein, aber die Beitragszuschüsse der Länder für Beihilfeberechtige auch auf andere Bundesländer auszuweiten, ist zumindest eine Option, die Anzahl der PKV-Versicherten zu reduzieren und die Beitragszahler der GKV zu erhöhen.

5 Herausforderungen in der Gesundheitspolitik

5.1 Aktuell dringende Herausforderungen des Gesetzgebers

In einer aktuellen Umfrage des deutschen Krankenhausinstituts im Januar 2021 wurde auf die Frage „Was sind für Sie die zentralen Herausforderungen im Krankenhaus im Jahr 2021?" u.a. die Wirtschaftlichkeit und Finanzierung, der Fachkräftemangel, die Sicherstellung der Patientenversorgung unter Corona-Bedingungen, die Hygiene im Krankenhaus und die Digitalisierung/IT als Antwort genannt (DKI, 2021). Im folgenden Abschnitt wird zu den geplanten Umsetzungen dieser Herausforderungen eine Bewertung vorgenommen.

5.2 Bewertung der geplanten Umsetzung der Herausforderungen

Die Wirtschaftlichkeit und Finanzierung der Krankenhäuser stellt auch im Jahre 2021 eine zentrale Herausforderung im Rahmen der Covid-19 Pandemie dar. Waren viele Krankenhäuser auch schon vor der Pandemie chronisch unterfinanziert, hat sich diese Situation weiter verschärft. Wurden in der ersten Welle der Pandemie noch mit dem Covid-19 Krankenhausentlastungsgesetz vom 12.03.2020 verschiedene Instrumente verabschiedet, fehlt es für 2021 an Planungssicherheit. In der ersten Welle wurden zur Erhöhung der Bettenkapazitäten für die Versorgung von Covid-19-Patienten Ausgleichszahlungen geleistet, wenn planbare Aufnahmen, Operationen oder Eingriffe verschoben wurden. Je freigehaltenem Bett wurde für jedes Krankenhaus einheitlich 560 EUR kalendertäglich aus der Liquiditätsreserve des Gesundheitsfonds gezahlt. In der aktuellen zweiten Welle haben die hohen Infektionszahlen einen normalen Operationsbetrieb weiterhin erschwert. Die Auslastung wurde neben der Freihaltung der Intensivbetten durch die Zurückhaltung der Patienten bei planbaren Operationen weiter verschärft, so dass nur knapp ein Viertel der Krankenhäuser eine wirtschaftliche Verbesserung in 2021 erwartet (DKG, 2020; Rüter, 2021, S. 8-9).

Es ist daher notwendig vom Gesetzgeber auch für 2021 für alle Kliniken eine Liquiditätshilfe zur Verfügung zu stellen und nicht nur für ca. ein Viertel, welche die verschärften

Ausgleichsregelungen im Rahmen der zweiten Welle erfüllen. Eine Vielzahl der Kliniken, welche sich auch weiterhin an der Behandlung von Covid-19-Patienten beteiligen, beklagen weitere Erlösausfälle und geraten zunehmend in Liquiditätsschwierigkeiten. Darüber hinaus sollten die Pflegepersonaluntergrenzen für alle Krankenhäuser ausgesetzt werden und die Prüfquote des Medizinischen Dienstes auf maximal fünf Prozent, wie auch in 2020, beschränkt werden (DKG, 2021a; Osterloh, 2021). Von daher ist es nicht nachvollziehbar, dass die Prüfquote wieder auf 15% heraufgesetzt wurde und die Pflegepersonaluntergrenzen in der inneren Medizin und der chirurgischen Abteilung sowie Pädiatrie ab dem 01.02.2021 wieder eingeführt und verschärft wurden (DKG, 2021b; DKG, 2021c; DKG, 2021d).

Neben dieser Problematik gilt es für die Bundesregierung zu überdenken, inwieweit das Finanzierungssystem nach dem DRG-Katalog in dieser Form dauerhaft Bestand haben sollte. Zwar wurde der Krankenhausentgeltkatalog für 2021 mit besserer Berücksichtigung von Covid-Erkrankungen verabschiedet und seit 2020 die Pflegepersonalkosten bereits in der klassischen DRG-Fallkostenkalkulation nicht mehr berücksichtigt, jedoch sollten neue Finanzierungsmodelle mit Berücksichtigung fließender Sektorengrenzen zwischen der ambulanten und stationären Versorgung eingeführt werden (GKV-Spitzenverband, 2021; Rüter, 2021, S. 9). So könnte die Grundversorgung durch stationäre Einrichtungen und Aufbau einer integrierten Gesundheitsversorgung auch in ländlichen Gebieten flächendeckend sichergestellt werden. Ein Investitionsstau könne somit abgebaut und eine Patientenversorgung unter Corona-Bedingungen gewährleistet werden (DKG, 2021c; Rüter, 2021, S. 9).

In Zusammenhang mit der Einführung der PSG I-III wurde bereits auf den zunehmenden Fachkräftemangel in der Pflege hingewiesen. Durch die Covid-19 Pandemie werden die Pflegekräfte einer noch größeren Belastung ausgesetzt, so dass auch hier die Aussetzung der Pflegepersonaluntergrenzen im Krankenhaus als Maßnahme weiterhin angezeigt ist. Des Weiteren sind vom Gesetzgeber neue Standards für die Personalbemessung im Krankenhaus festzulegen (DKG, 2021c). Mit dem Gesundheitsversorgungs- und Pflegeverbesserungsgesetz (GPVG) wurde ab 2021 lediglich ein Förderprogramm für die Neueinstellung von Hebammen zur Entlastung des Personals im Krankenhaus aufgelegt. Eine Nachbesserung für die Förderung des gesamten Pflegepersonals in den Kliniken wäre hier, ähnlich wie in der Altenpflege im GPVG festgelegt, hilfreich (BMG, 2020a).

Mit dem Krankenhauszukunftsgesetz (KHZG) vom 23.10.2020 wurden einige Projekte aufgelegt, mit welchen die Sicherstellung der Patientenversorgung unter Corona-Bedingungen, die Hygiene im Krankenhaus und die Digitalisierung/IT gefördert werden. Mit einem Volumen von insgesamt 4,3 Milliarden Euro (3 Milliarden vom Bund und 1,3 Milliarden der Länder) werden u.a. Projekte wie die Digitalisierung der Notaufnahme, die Weiterentwicklung telemedizinischer Maßnahmen, die Anpassung von Patientenzimmern an besondere Behandlungserfordernisse oder die Telematik Infrastruktur unterstützt. Diese Maßnahmen zeigen sicherlich in die richtige Richtung, es bleibt aber abzuwarten, ob das Volumen ausreicht und auch wirtschaftlich angeschlagene Krankenhäuser in den Genuss dieser Förderung kommen. Das Antragsverfahren muss zudem positiv beschieden werden (BMG, 2020b; Reckel & Dettling, S. 23-25).

5.3 Zwischenfazit

Die Bewertung der aktuell geplanten Umsetzung der Herausforderungen in der Gesundheitspolitik hat aufgezeigt, dass die zweite Welle der Covid-19 Pandemie die Kliniken zunehmend in wirtschaftliche Schwierigkeiten bringt. Weitere Maßnahmen durch die Bundesregierung sind daher angezeigt. Mit dem GPVG und dem KHZG sind bereits entsprechende Gesetze verabschiedet worden, jedoch erscheint im Hinblick auf die Belastung des Pflegepersonals diese nicht ausreichend zu sein.

6 Fazit

Im Rahmen der Bearbeitung des Portfolios wurden die Auswirkungen der Pflegereform mit ihren Vorteilen für die Pflegebedürftigen und Angehörigen vorgestellt. Ein „großer Wurf mit großer Wirkung" im Hinblick auf die „beruflich Pflegenden" konnte allerdings nicht nachgewiesen werden.

Die Strategien für die Zukunft eines wirtschaftlich angeschlagenen Krankenhauses haben aufgezeigt, dass die Qualitätsverbesserung durch die sektorale Verknüpfung des ambulanten und stationären Sektors in Form eines MVZ, dem ambulanten Operieren und einer Zentrumsbildung die Krankenhaus-Landschaft in Deutschland prägen können.

Die Diskussion um eine Zweiklassenmedizin hat die Unterschiede in der Behandlung von Versicherten in der GKV und PKV verdeutlicht. Die beschriebene Option der Beitragszuschüsse für Beihilfeberechtigte und das Anheben der Beitragsbemessungsgrenze wären eine Möglichkeit um die Schere der Zweiklassenmedizin nicht weiter zu vergrößern.

Im letzten Teil wurden die aktuellen Baustellen in der Gesundheitspolitik näher beschrieben. Die Bewertung der geplanten Umsetzung der Herausforderungen zeigt, dass durch die Covid-19 Pandemie weitere Nachbesserungen notwendig sind. Mit dem GPVG und dem KHZG wurden bereits neue Gesetze verabschiedet, deren Erfolg allerdings noch abgewartet werden muss. Für das KHZG soll in diesem Zusammenhang eine Erhebung des Digitalisierungsgrades aller deutschen Krankenhäuser ab Juni 2021 und im Sommer 2023 neue Erkenntnisse bringen (Debatin & Oesterhoff, 2020, S. 82).

7 Literaturverzeichnis

Bäcker, G., Naegele, G. & Bispinck, R. (2020). *Sozialpolitik und Soziale Lage. Ein Handbuch, Band 1, 6. Auflage.* Wiesbaden: Springer Fachmedien GmbH

Böcken, J., Braun, B. & Repschläger, U. (2013). *Gesundheitsmonitor 2012.* Gütersloh: Verlag Bertelsmann Stiftung

Bundesministerium für Gesundheit (BMG) (2019). *Terminservice- und Versorgungsgesetz (TSVG).* Berlin, verfügbar unter: https://www.bundesgesundheitsministerium.de/terminservice-und-versorgungsgesetz.html (15.02.2021)

Bundesministerium für Gesundheit (BMG) (2020a). *Gesundheitsversorgungs- und Pflegeverbesserungsgesetz (GPVG). Berlin, verfügbar unter:* https://www.bundesgesundheitsministerium.de/versorgungsverbesserungsgesetz.html (20.02.2021)

Bundesministerium für Gesundheit (BMG) (2020b). *Krankenhauszukunftsgesetz (KHZG).* Berlin, verfügbar unter: https://www.bundesgesundheitsministerium.de/krankenhauszukunftsgesetz.html (20.02.2021)

Conzen, C., Freund, J. & Overlander, G. (2016). *Pflegemanagement Heute, 2. Auflage.* München: Urban & Fischer Verlag

Cremer, G. (2018). *Deutschland ist gerechter als wir meinen. Eine Bestandsaufnahme.* München: Verlag C. H. Beck

Debatin, J. & Oesterhoff, E. (2020). Gezielte Förderung des notwendigen Wissentransfers. *Klinik Management aktuell,* 2020, 11, 25, S. 82-83

Debatin, J. F., Ekkernkamp, A., Schulte, B. & Tecklenburg, A. (2017). *Krankenhausmanagement. Strategien, Konzepte, Methoden, 3., vollständig aktualisierte und erweiterte Auflage.* Berlin: MWV Medizinisch Wissenschaftliche Verlagsgesellschaft mbH & Co. KG

Deutsche Krankenhausgesellschaft (DKG) (2020). *Corona-Pandemie verschärft drastisch wirtschaftliche Probleme der Krankenhäuser.* Berlin, verfügbar unter: https://www.dkgev.de/index.php?id=130&tx_news_pi1%5Bnews%5D=7361&tx_news_pi1%5Bcontroller%5D=News&tx_news_pi1%5Baction%5D=detail&cHash=f94d0f5451698c41a00702529a6a8e95 (20.02.2021)

Deutsche Krankenhausgesellschaft (DKG) (2021a). *Kliniken brauchen finanzielle Hilfe.* Berlin, verfügbar unter: https://www.dkgev.de/suche/?tx_asaggregatesearch_as-sf%5Baction%5D=search&tx_asaggregatesearch_as-sf%5Bcontroller%5D=Search&cHash=76c7492fb4c6803f21236f1800f7f2c3 (20.02.2021)

Deutsche Krankenhausgesellschaft (DKG) (2021b). *Konsequente Unterstützung der Krankenhäuser notwendig.* Berlin, verfügbar unter: https://www.dkgev.de/suche/?tx_asaggregatesearch_as-sf%5Baction%5D=search&tx_asaggregatesearch_as-sf%5Bcontroller%5D=Search&cHash=76c7492fb4c6803f21236f1800f7f2c3 (20.02.2021)

Deutsche Krankenhausgesellschaft (DKG) (2021c). *Krankenhäuser garantieren die Versorgung in der Pandemie und erwarten finanzielle Sicherheit.* Berlin, verfügbar unter: https://www.dkgev.de/dkg/presse/details/krankenhaeuser-garantieren-die-versorgung-in-der-pandemie-und-erwarten-finanzielle-sicherheit/ (20.02.2021)

Deutsche Krankenhausgesellschaft (DKG) (2021d). *Pflegepersonaluntergrenzen müssen auch für 2021 in Gänze ausgesetzt werden.* Berlin, verfügbar unter: https://www.dkgev.de/dkg/presse/details/pflegepersonaluntergrenzen-muessen-auch-fuer-2021-in-gaenze-ausgesetzt-werden/ (20.02.2021)

Deutsches Krankenhaus Institut (DKI) (2021). *Was sind angesichts der Corona-Pandemie die zentralen Herausforderungen im Krankenhausbereich?* Düsseldorf, verfügbar unter: https://www.dki.de/frage-des-monats/was-sind-2021-angesichts-der-coronapandemie-die-zentralen-herausforderungen-im-krankenhausbereich (18.02.2021)

Gerlinger, T. (2018). Rückblick auf die Gesundheitspolitik im Jahr 2017. *Zeitschrift für Sozialreform*, 2018, 1, S. 13-22

GKV-Spitzenverband (2020). *Krankenhausentgeltkatalog 2021 verabschiedet.* Berlin, verfügbar unter: https://www.gkv-spitzenverband.de/gkv_spitzenverband/presse/pressemitteilungen_und_statements/pressemitteilung_1122880.jsp (20.02.2021)

Henneberger, J. (2017). Die jüngsten Reformen der Pflegeversicherung – eine Modernisierung des SGB XI. *Archiv für Wissenschaft und Praxis der sozialen Arbeit*, 2017, 3, S. 18-29

Hodec, J. (2021). *Das deutsche Gesundheitssystem für dummies.* Weinheim: WILEY-VCH GmbH

Janssen, D. & Augurzky, B. (2018). *Krankenhauslandschaft in Deutschland. Zukunftsperspektiven, Entwicklungstendenzen, Handlungsstrategien.* Stuttgart: Verlag W. Kohlhammer

Killersreiter, B. (2019). Pflege und Pflegemanagement. C. Thielscher (Hrsg.), *Handbuch Medizinökonomie I.* Wiesbaden: Springer Fachmedien GmbH

Maibach-Nagel, E. (2017). Pflege: Vieles getan – nicht genug erreicht. *Deutsches Ärzteblatt* 2017, 33-34/114, S. 1518

Maybaum, T. (2018). Pflege: Pflegebegriff schafft zusätzliche Personalstellen. *Deutsches Ärzteblatt*, 2018, 11/115, S. 463

Meißner, T. (2014). Erstes Pflegestärkungsgesetz verabschiedet. *Heilberufe / Das Pflegemagazin*, 2014, 66, 12, S. 62-63

Nüchtern, E., Gansweid, B., Gerber, H. & von Mittelstaedt, G. (2017). Teilhabe als Ziel von Sozialmedizin und Pflege: - Definition von Pflegebedürftigkeit. – Prävention von Pflegebedürftigkeit. *Gesundheitswesen*, 2017, 79, S. 37-41

Osterloh, F. (2018). Pflege: Mehr Geld, attraktivere Aufgaben. *Deutsches Ärzteblatt*, 2018, 17/115, S. 799

Osterloh, F. (2020). Pflegeversicherung: Spahn will Eigenanteile deckeln. *Deutsches Ärzteblatt*, 2020, 42/117, S. 1968

Osterloh, F. (2021). Keine Planungssicherheit für 2021. *Deutsches Ärzteblatt*, 2021, 5/118, S. 231

Preusker, U. (2020). *Lexikon des deutschen Gesundheitssystems. Reihe: Gesundheitsmarkt in der Praxis.* Heidelberg: medhochzwei Verlag

Prölß, J., Lux, V. & Bechtel, P. (2019). *Pflegemanagement. Strategien, Konzepte, Methoden.* Berlin: MWV Medizinisch Wissenschaftliche Verlagsgesellschaft mbH & Co. KG

Reckel, R. & Dettling, H. (2021). Krankenhauszukunftsfonds. Förderung der Digitalisierung von Krankenhäusern im Fokus. *KU Gesundheitsmanagement* 1/2021, S. 23-25

Rüter, K. (2021). Die Pandemie verschärft die Probleme der Krankenhäuser drastisch. *Das Krankenhaus, Sonderheft* 2021, S. 8-12

Schaer, B. (2019). Pflegestärkungsgesetze und neuer Pflegebedürftigkeitsbegriff und deren Wirkung auf die pflegerische Versorgung und Pflegeinfrastruktur. *NDV*, 2018, 08, S. 373-378

Schlüchtermann, J. (2016). *Betriebswirtschaft und Management im Krankenhaus. Grundlagen und Praxis, 2., aktualisierte und erweiterte Auflage.* Berlin: MWV Medizinisch Wissenschaftliche Verlagsgesellschaft mbH & Co. KG

Schmola, G. & Rapp, B. (2020). *Grundlagen des Krankenhausmanagements. Betriebliches und rechtliches Basiswissen, 2., erweiterte und überarbeitete Auflage.* Stuttgart: Verlag W. Kohlhammer

Schulte, V. & Verkuil, A. (2019). *Entrepreneurship in der Gesundheitswirtschaft. Sachlage, Trends und Ausblicke.* Bern: Hogrefe Verlag

Spanier, H., Krah, K., Nicolas, K., Zerweck, D. & Ihl, R. (2021). Selbständigkeit erhalten. Welche technische Unterstützung gibt es für Menschen mit Demenz? *DNP – Der Neurologe & Psychiater,* 2021, 22, 1, S. 28-34

Straub, C. (2018). Pflegereform hat viele Verbesserungen gebracht. *Gesundheitsökonomie Qualitätsmanagement,* 2018, 23, S. 5-6